Le discours sur la drogue

Mory Mandiana DIAKITÉ

Le discours sur la drogue

Préface du Pr Youssouf SIDIMÉ

L'Harmattan
Guinée

DU MÊME AUTEUR

- DE LA SAVANE AFRICAINE EN CHINE POPULAIRE ou L'étrange parcours d'un Peulh du Wassolon, Dakar, L'Harmattan-Sénégal, 2018 ;
- KUNFÈKO ou la fabuleuse histoire d'un natif de Dakana, Dakar, L'Harmattan-Sénégal, 2019 ;
- LE SOLEIL DE LA DÉMOCRATIE, Dakar, L'Harmattan-Sénégal, 2019 ;
- EN L'AN 3000, Dakar, L'Harmattan-Sénégal, 2020 ;
- LA DROGUE EN MILIEU ÉDUCATIF ou les chemins de la perdition, Dakar, L'Harmattan-Sénégal, 2023 ;
- POUR UNE RENAISSANCE AFRICAINE, Dakar, L'Harmattan-Sénégal, 2024.

5-7, rue de l'École-Polytechnique – 75005 Paris

www.harmattan.fr

ISBN : 978-2-336-56782-2
EAN : 9782336567822

PRÉFACE

Ce livre est assurément une consécration du talent d'écrivain de Dr Mory Mandiana DIAKITÉ.

J'ai connu l'auteur de cet ouvrage éminemment éducatif quand il était encore étudiant de premier cycle à l'Institut Supérieur Agronomique et Vétérinaire de Faranah. Très doué et studieux, il était carrément au-dessus de la moyenne et donc parmi les meilleurs étudiants de la cohorte. Ce que nous percevons à travers ce livre est juste la preuve de la manifestation du caractère sérieux et de la bonne éducation reçue par l'auteur lui-même, ce qui à mon humble avis l'a amené à prendre position pour le rédiger. Cet ouvrage constitue d'ailleurs le troisième du genre qu'il rédige sur la drogue et sur le comportement humain en l'espace de deux ans, depuis qu'il a été nommé au poste de directeur général adjoint chargé de la recherche à l'Institut Itinérant de Formation et de Prévention Intégrées contre la Drogue et autres Conduites Addictives (IIFPIDCA). Cette structure relève, rappelons-le, du ministère de l'Enseignement Supérieur, de la Recherche Scientifique et de l'Innovation (MESRSI). L'auteur aborde avec sérénité et discernement la question de la drogue, son réseau de distribution et tous les aspects sociologiques et environnementaux qui jalonnent l'usage de ces substances nuisibles.

Nous sommes tous conscients des conséquences néfastes de la consommation des drogues et autres substances hallucinantes aussi bien sur la santé du consommateur lui-même que sur la société dans laquelle il évolue. Celles-ci peuvent être le vol, le viol, les violences urbaines, la constitution de gangs criminels, l'abandon scolaire, la vulnérabilité psychique, les maladies mentales et plusieurs autres perversions sociales. Dans ce livre, l'auteur tente de démontrer l'existence de la corrélation directe entre la prévalence de la consommation de la drogue en milieu scolaire et juvénile et la diversification de ces substances au rythme de la croissance démographique. Il y a lieu aussi de remarquer la pullulation d'espèces de drogues de plus en plus dures, toxiques et morbides. Il édifie l'opinion sur la rapidité de l'introduction et l'expansion des nouvelles drogues, la fluidité des communications internationales et les réseaux sociaux facilitant leur propagation. Plusieurs aspects de la vie y sont effleurés et il se termine par un conte venu tout droit de l'imagination. Ce document touche donc les aspects de la vie comme la gouvernance, l'implication des forces de sécurité, la corruption, le désœuvrement des jeunes, la criminalité et autres travers sociaux.

Loin de la coercition, il s'inscrit dans le cadre de la sensibilisation ou la conscientisation des jeunes aux méfaits néfastes de toutes ces substances, qui, à la longue, dérèglent le bon fonctionnement du système nerveux, voire de tout l'organisme de ceux qui en sont accros. C'est un document éducatif précieux, plein de conseils et d'arguments dissuasifs que je recommande aux lecteurs aussi bien les jeunes que les adultes, car, il constitue dans tous les cas un puissant inducteur de la sensibilisation ou de l'examen de conscience pour tout le monde.

Je remercie l'auteur pour le choix porté sur ma modeste personne pour préfacer un document aussi éducatif que celui-ci. Étant enseignant-chercheur de carrière, donc un éducateur et serviteur de la nation, je suis réellement touché par ce choix. Je voudrais aussi le féliciter et lui souhaiter plein d'inspiration en vue de continuer et d'atteindre de nouveaux horizons et d'autres accomplissements.

Pr Youssouf SIDIME, DMV, PhD
Ancien Directeur de l'Institut Supérieur des Sciences et de Médecine Vétérinaire (ISSMV) de Dalaba, Actuel Directeur du Centre de Recherche pour la Valorisation de l'Invention/Innovation Scientifique et Technologique (CREVIST)

REMERCIEMENTS

Je renouvelle mes sincères remerciements formulés bien avant dans l'ouvrage paru l'année dernière et intitulé : *La drogue en milieu éducatif ou les chemins de la perdition*, en particulier à l'endroit du Général de corps d'armée Mamadi DOUMBOUYA, de sa grande sœur Diaba DOUMBOUYA, du Docteur Facinet CONTÉ, de la Docteure Diaka SIDIBÉ, respectivement Secrétaire général et ancienne ministre de l'Enseignement Supérieur, de la Recherche Scientifique et de l'Innovation. Il est à rappeler que Dre Diaka Sidibé est actuellement la ministre du Commerce, de l'Industrie et des Petites et Moyennes Entreprises. Ces mêmes remerciements s'adressent à l'actuel Ministre du même département, en l'occurrence, Monsieur Alpha Bacar BARRY, ainsi qu'à Monsieur le Directeur général de l'IIFPIDCA (Institut Itinérant de Formation et de Prévention Intégrées contre la Drogue et autres Conduites Addictives), Docteur Thierno BAH, et à travers lui, l'ensemble du personnel dudit Institut, notamment le Directeur Général Adjoint chargé de la Formation, Docteur Soumahila BAYO et le Secrétaire Général, Monsieur Saliou COUMBASSA. Je remercie, enfin, Monsieur Mohamed TOURÉ, enseignant-chercheur et chargé du cours de Techniques d'expression en langue française, également en service à l'IIFPIDCA et Professeur Youssouf SIDIMÉ, Directeur Général du Centre de Recherche pour la Valorisation de l'Invention/Innovation Scientifique et Technologique (CREVIST) et ancien Directeur de l'Institut Supérieur des Sciences et de Médecine Vétérinaire (ISSMV) de Dalaba pour leur regard critique constructif ayant permis d'améliorer le contenu de ce document.

AVANT-PROPOS

Cet ouvrage intitulé : ***Le discours sur la drogue***, est un outil de prévention composé d'un discours et d'un conte de sensibilisation aux méfaits de l'addiction aux drogues dures et de l'automédication.

En effet, l'idée est partie d'un simple désir de produire un document de référence dans le cadre de la sensibilisation et de la prévention contre l'usage abusif des stupéfiants, notamment chez les élèves. Car, les cérémonies de sensibilisation et de prévention contre la consommation de drogues et la célébration de la journée mondiale contre la drogue font toutes l'objet de lecture de discours, lesquels présentent, globalement, une trame, à savoir : la quantification des saisies effectuées au cours de l'année par les services spécialisés engagés dans la lutte contre ce fléau, les taux de prévalence chez les élèves, étudiants et professionnels, les conséquences néfastes du trafic et de la consommation de stupéfiants sur l'économie et sur la santé publique. On note également l'appel à une collaboration citoyenne et transfrontalière, tant ces problématiques dépassent les frontières nationales.

Pour rappel, la journée mondiale contre la drogue est célébrée chaque année le 26 juin, avec pour objectif de parvenir à un monde sans toxicomanie. À l'occasion de cette célébration, en marge des activités inscrites au menu de l'agenda, figure l'incinération des drogues saisies au cours de l'année par les forces de défense et de sécurité.

Le discours que vous trouverez ci-dessous in extenso et qui se termine par un conte, se distingue de ce cadre classique et formel pour s'inscrire dans une démarche plus éducative, spécifiquement dans le contexte scolaire. En effet, ce sont, avant tout, les jeunes — notamment les élèves et étudiants — qui sont les principales victimes du fléau de drogue. Leur vulnérabilité, liée à leur âge et à leur quête d'identité, fait d'eux des potentiels consommateurs et proies faciles pour les réseaux de trafiquants de drogues.

La tâche des services de répression deviendrait moins ardue à mesure que les ministères en charge de l'éducation auront réussi en aval à suffisamment conscientiser les jeunes apprenants aux dangers liés à l'addiction aux stupéfiants. Cependant, la jeunesse doit comprendre que la drogue n'est ni plus ni moins qu'une contre-valeur à bouter hors de nos sociétés. Elle est une menace pour tout régime politique et pour toute civilisation humaine. C'est la raison pour laquelle, l'auteur a rédigé ce discours dans l'espoir qu'il servira de référence à l'occasion des cérémonies de sensibilisation et de prévention contre l'usage de la drogue. Contrairement aux autres discours qui sont lus au cours des cérémonies officielles, celui-ci peut être, en dehors de ce cadre classique, lu devant les élèves et par les élèves eux-mêmes en classe et en dehors de la classe. C'est justement en cela qu'il est utile, car, les cibles de toute campagne de sensibilisation aux méfaits de la drogue et autres conduites addictives ce sont, avant tout, les jeunes gens, notamment les élèves et étudiants.

Les éducateurs, apprenants et autres acteurs impliqués dans la chaine peuvent donc s'en approprier pour enseigner et sensibiliser, tout en l'adaptant au contexte. En résumé, c'est un discours appliqué, qui prend en compte des termes et expressions clés susceptibles d'être prononcés lors des cérémonies officielles de sensibilisation et de prévention contre la drogue et autres conduites addictives. Il peut servir de bréviaire aux éducateurs pour l'éducation civique des jeunes apprenants.

DISCOURS

Mesdames et Messieurs, chers peuples d'Afrique et d'ailleurs,

Permettez-moi de m'adresser à vous et de remettre sur le devant de la scène, une problématique qui continue de compromettre dangereusement la stabilité sociopolitique et économique de notre pays : celle de la consommation abusive de la drogue par les jeunes. L'on ne parlera jamais assez de ce fléau et de ses conséquences désastreuses, parmi lesquelles figurent le viol, le vol, la violence, l'abandon scolaire, la vulnérabilité psychologique, et bien d'autres tares. La lutte contre l'usage des stupéfiants, en particulier en milieu éducatif, reste un défi immense à relever. Ce combat est d'autant plus crucial que le taux de prévalence de la consommation de drogues ne cesse d'augmenter chaque année, au rythme de la croissance démographique et du développement économique.

Parmi les nombreux facteurs qui favorisent la propagation de ce fléau, on peut citer : la démission parentale en matière d'éducation, les lacunes du système éducatif, l'extrême pauvreté, la corruption — notamment l'implication de certains agents des forces de défense et de sécurité —, la faible performance scolaire, l'exclusion sociale, ainsi que la malédiction parentale. À cela s'ajoutent l'usage détourné et excessif des réseaux sociaux et d'Internet, les pratiques sexuelles perverses et dégradantes, et l'obscurantisme qui continue de peser lourdement sur le développement de nos sociétés.

La vulnérabilité du continent africain face au fléau de drogue est une source de profonde inquiétude, tant pour les dirigeants que pour les partenaires au développement. Les saisies de cocaïne et d'héroïne, quasi quotidiennes dans nos aéroports, aux frontières et même en haute mer, illustrent tristement que l'Afrique est devenue une plaque tournante privilégiée pour les réseaux internationaux spécialisés dans le trafic de drogues dures.

Mais ce problème va au-delà du simple trafic. Il existe aujourd'hui un lien étroit entre le commerce des drogues, le financement du terrorisme et la corruption. Un récent rapport de l'Office des Nations Unies contre la drogue et le crime (ONUDC) met en lumière l'augmentation préoccupante des saisies de cocaïne dans les pays sahéliens, en provenance d'Amérique latine et à destination de l'Europe. L'héroïne, quant à elle, transite depuis l'Asie pour débarquer dans les ports du golfe de Guinée, avant de prendre le chemin de l'Europe. Il faut bien admettre que l'Afrique de l'Ouest, autrefois simple zone de transit, devient progressivement un lieu de production et de consommation de drogues, notamment le cannabis, le crack et la cocaïne.

À titre d'exemple, les quantités de tramadol saisies dans cette région représentent à elles seules 95 % des volumes mondiaux confisqués dans des contextes illicites. Ce médicament opioïde est consommé comme stimulant par diverses catégories de professionnels, parmi lesquels les producteurs agricoles, les chauffeurs de motos-taxis et les orpailleurs, qui recherchent de l'endurance pour exercer leurs activités. Pour les criminels, l'usage de stupéfiants est souvent motivé par le désir de dissiper la peur lorsqu'ils commettent des crimes.

Malheureusement, les effets délétères de ces substances, comme les addictions, la toxicité, l'apparition de troubles psychiques, la désocialisation et la marginalisation ou stigmatisation, ne sont pas suffisamment étudiés et documentés. Pourtant, les ravages qu'elles causent, parfois dès la première prise, sont bien réels et souvent irréversibles.

Une enquête nationale menée en République de Guinée par l'IIFPIDCA (Institut Itinérant de Formation et de Prévention Intégrées contre la Drogue et autres Conduites Addictives) en 2023, avec le soutien de l'ONUDC, s'est penchée sur la consommation de substances psychoactives chez les élèves du secondaire et du lycée. Les résultats de cette étude sont alarmants : la prévalence de la consommation d'alcool, de tabac et de cannabis chez les élèves enquêtés s'élève respectivement à 28,56 %, 12,98 % et 3,8 %. Ces chiffres, loin d'être anecdotiques, révèlent l'ampleur de la menace que représente la drogue pour la jeunesse africaine. Il devient alors impératif de redoubler d'efforts pour sensibiliser, éduquer et protéger nos jeunes, afin de leur offrir un environnement propice au développement et débarrassé de ces dangers. Des études similaires effectuées par d'autres chercheurs, confirment également une tendance alarmante. À vrai dire, les jeunes africains s'adonnent de plus en plus à la consommation de diverses substances toxiques, dont on ignore les raisons. À en croire les résultats de ces études, 73,4 % des personnes traitées pour troubles liés à la toxicomanie sont âgées de 15 à 44 ans, ce qui démontre l'ampleur du problème au sein de la jeunesse. Le cannabis demeure la substance la plus consommée, représentant à lui seul 28 % des patients admis dans les centres de traitement. Il est à noter que dans certains pays africains, le cannabis fait actuellement l'objet de débats sur sa possible légalisation à des fins médicales et agricoles, soulevant ainsi des questions éthiques et économiques. C'est l'occasion d'évoquer des défis liés à cette décriminalisation de la consommation et de la possession de petites quantités de drogues, qui risque de compliquer davantage la tâche aux acteurs de la lutte contre le fléau de drogue. Autrement dit, est-ce que cette démarche a tenu compte des détails suivants :

- l'apport du cannabis à la santé humaine,
- l'âge toléré de la consommation de drogues,
- la dose journalière individuelle permise,
- la quantité de production nationale du cannabis et des drogues de synthèse susceptibles d'être importées,
- les lieux de consommation de drogues autorisées ou tolérées,
- le développement des laboratoires d'analyses dotés de matériels adéquats et d'un personnel opérationnel compétent ;
- l'élaboration et/ou la révision des codes de drogues dans lesquels les préparations contenant une ou des molécules des substances tolérées sont définies,
- les mesures dissuasives pour éviter l'amalgame dans l'application des lois autorisant l'usage de certaines drogues et celles non encore autorisées.

À cela, s'ajoute l'indemnisation des victimes de la loi criminalisant la consommation des mêmes drogues autrefois non décriminalisées. C'est-à-dire, ceux qui ont été déjà victimes d'emprisonnement pour détention et usage des petites quantités des mêmes drogues faisant l'objet de décriminalisation.

Des victimes qui sont soit libérées soit encore en détention. Sur leurs casiers judiciaires, doit-on mentionner leurs séjours passés en prison ou pas ? Ce sont là entre autres défis qui méritent d'être analysés, d'autant plus qu'un autre sujet brûlant, notamment l'homosexualité, continue de diviser les opinions à travers le monde, particulièrement la Sous-région.

Ainsi, outre les substances psychotropes couramment utilisées, on note l'apparition de nouvelles formes de drogues, dont celle appelée : kush, qui est un dérivé du cannabis mélangé à d'autres substances synthétiques ou précurseurs. La consommation de cette substance prend d'ampleur également. Cette drogue sauvage, particulièrement toxique, représente une menace croissante pour la santé publique. Par ailleurs, les opioïdes, quant à eux, représentent 9,2 % des cas traités, ce qui met en lumière la gravité de l'abus de médicaments détournés du cadre médical.

Chers concitoyens et concitoyennes d'ici et d'ailleurs,

Il est impératif d'unifier les efforts afin d'endiguer le fléau de drogue qui gangrène nos sociétés. Le temps presse, et nous ne pouvons plus nous permettre d'ignorer l'étendue du problème. Pour être efficace, cette lutte doit reposer sur des approches innovantes et globales, impliquant tous les acteurs concernés. Cela inclut, entre autres, les forces de l'ordre, les autorités judiciaires, les ONG locales et internationales, les élus locaux, les partenaires au développement, les responsables du système éducatif, les autorités traditionnelles, ainsi que les leaders religieux.

Nous savons tous que l'enracinement des trafics illicites et l'appropriation de certains lieux par des dealers et trafiquants contribuent non seulement à l'essor de l'économie souterraine, mais favorisent également le trafic d'armes, les règlements de comptes violents, ainsi que d'autres formes de criminalité. Cela crée un climat d'insécurité permanente, de peur et de psychose chez les habitants des zones touchées. Le sentiment d'abandon et d'injustice se propage, fragilisant davantage le tissu social.

Il convient de souligner que le trafic et la consommation de drogues ne se limitent plus aux grandes villes. De plus en plus, ce fléau s'étend aux zones rurales, où la consommation de drogues devient également une réalité préoccupante. Ces zones, autrefois épargnées, sont désormais confrontées à cette menace croissante, exacerbée par la pauvreté, l'exclusion sociale, le désespoir et le manque d'opportunités économiques.

Face à cette situation, nous ne pouvons rester inactifs. Il est de notre devoir, en tant que citoyens responsables, de mettre en place des stratégies durables et concertées pour protéger nos jeunes et nos communautés. Ensemble, par l'action collective, nous pouvons lutter contre cette menace et offrir un avenir meilleur à nos enfants et à nos nations.

En d'autres termes, les zones d'exploitation minière artisanale sont devenues de véritables foyers d'hybridation, où se côtoient trafiquants et consommateurs de stupéfiants. Elles sont le théâtre d'un commerce illicite masqué par l'utilisation de codes étranges, utilisés juste pour tromper la vigilance des non-initiés. Des produits pharmaceutiques, initialement destinés à usage médical sont détournés de leur cadre d'utilisation légitime et sont souvent combinés à d'autres composantes afin d'accroître la teneur toxique.

Il est essentiel de souligner que l'usage détourné des médicaments psychoactifs comporte plusieurs facettes. Cela inclut non seulement la manière dont ces médicaments sont obtenus, mais aussi leur destination, l'intentionnalité derrière leur usage, la façon dont ils sont consommés, et la voie d'administration choisie. Chez les jeunes, les principales motivations à recourir à ces substances sont diverses : l'automédication, la quête du plaisir lors des fêtes, et parfois, la pression liée à la réussite scolaire. Ce sont autant de raisons qui poussent cette tranche d'âge à s'engager sur un chemin dangereux.

Pour inverser cette tendance croissante et inquiétante de la prévalence de l'usage des stupéfiants dans notre pays, il est primordial que chacun de nous s'investisse pleinement dans la sensibilisation et la moralisation de la vie publique. Autrement dit, il est nécessaire que chaque citoyen fasse preuve d'un véritable don de soi, en prenant conscience de l'urgence de la situation. Sauver la jeunesse de notre pays du basculement massif vers l'addiction, avec ses conséquences graves et incalculables, doit devenir une priorité pour tous. Ce travail, faut-il insister là-dessus, n'est pas un sacrifice que l'on fait pour autrui, mais bien pour soi-même. En effet, le trafic illicite et la consommation abusive de drogues chez les jeunes comportent des risques non seulement pour les usagers eux-mêmes, mais aussi pour la société tout entière dans laquelle ils évoluent.

Si nous aspirons véritablement à bâtir une société pacifiée, moins sujette aux violences et à l'insécurité, si nous souhaitons construire des communautés qui respectent les valeurs sociales et morales, et si nous espérons préparer une jeunesse responsable, instruite, et bien éduquée, capable de réfléchir et d'agir de manière saine, alors il est temps de se mobiliser. Nous devons faire front commun contre la drogue, qui est devenue une menace existentielle pour de nombreux pays à travers le monde, notamment ceux de l'Afrique de l'Ouest.

De plus, même s'il est crucial d'intensifier les actions de lutte contre les trafics de tous genres, notamment grâce à une coopération transnationale renforcée, il est tout aussi important de développer des alternatives à la répression carcérale. En effet, la répression, bien qu'elle soit souvent nécessaire, a ses limites. Car, même au sein des établissements pénitentiaires, la consommation et le trafic de drogues se font, souvent avec la complicité des agents de sécurité. Il devient donc impératif de privilégier la prévention par l'éducation, en sensibilisant les jeunes à l'usage des drogues, tout en développant des infrastructures de prise en charge sanitaire de qualité pour les victimes de l'addiction ou de la toxicomanie. De plus, la littérature peut être un puissant outil pour la prévention contre la drogue et autres conduites addictives.

Il est essentiel que chacun prenne conscience que personne ne gagne dans le développement du trafic de drogues. Ces substances constituent une pandémie à part entière comparable à celle de la COVID-19, par les dégâts qu'elles causent à longueur de journée, avec en ligne de mire les jeunes. L'initiation à la toxicomanie se fait généralement à un très jeune âge, entre 12 et 18 ans, une période particulièrement vulnérable où la vigilance des parents, des éducateurs et de toute la communauté doit être de mise. C'est précisément durant cette période critique de l'adolescence que de nombreux jeunes sombrent dans l'addiction, entraînant des conséquences graves et souvent irréversibles. Il est à rappeler que personne ne devient toxicomane à l'âge adulte.

Ce qui est une nouveauté dans tout cela, c'est la recrudescence de la folie liée à l'abus de la drogue dans nos cités. Les fous de la drogue deviennent nombreux et sont essentiellement des jeunes. Plusieurs décennies en arrière, il était rare de voir un toxicomane, même dans un quartier, à plus forte raison un fou ; mais aujourd'hui, qu'en est-il ? Malheureusement de nos jours, il n'est pas exagérant de dire que chaque famille en compte au moins un, voire plusieurs jeunes pris dans l'engrenage de la drogue. Cette réalité montre à quel point la consommation de drogues est devenue un phénomène répandu chez des jeunes, pour la plupart désorientés, en quête de repères et de sens. Donc, il est évident que le nombre de fous ira crescendo au sein de nos cités, d'année en année, suivant l'augmentation démographique, qui va de pair avec l'augmentation de consommateurs de drogues. Ces deux choses vont ensemble, car, l'environnement s'y prête.

Sinon, autrefois, la folie était causée soit par le stress soit par le facteur biologique ou génétique. Mais de nos jours, une grande partie des personnes souffrant de troubles mentaux sont responsables de leur propre déchéance mentale. Elles se détruisent elles-mêmes inconsciemment avec leurs propres doigts par le biais de substances toxiques. Ceci est une réalité tragique qui s'étend chaque jour un peu plus dans notre société. Bref, il est temps, une fois de plus, de nous lever comme un seul homme, pour non seulement protéger notre jeunesse, mais préserver également la stabilité, la paix et les valeurs à travers lesquelles on s'identifie.

Mesdames et Messieurs, chers acteurs de la lutte contre la drogue et autres conduites addictives

Notre société se transforme et continuera de se transformer aussi longtemps que la vie sur Terre sera possible. Cependant, ces changements prennent-ils réellement en compte les fondements de l'existence humaine ? Quoi qu'il en soit, si nous voulons bâtir un monde paisible et harmonieux, une réforme en profondeur de notre système éducatif s'impose. Il est impératif de protéger le milieu scolaire contre l'introduction et la consommation de drogues, car l'avenir de chaque nation repose sur sa jeunesse. Nous ne devons jamais perdre de vue que la jeunesse est notre plus grand trésor, le véritable socle sur lequel repose tout espoir de prospérité et de stabilité pour les générations à venir.

Il est temps maintenant de penser à nos pays et à notre jeunesse. Nous sommes tous comptables de la déchéance dans laquelle elle patauge. Mais qu'on ne perde pas de vue que chacun est missionnaire. Ceux qui luttent sincèrement pour le bien commun, et ceux qui se servent de cette cause noble pour assouvir des intérêts personnels, sachez que chacun rendra compte de sa gestion aussi bien au niveau familial qu'administratif, même à titre posthume. L'histoire finira par juger les actions de chacun, à la fois pour le bien ou pour le mal qu'il aura infligé à son pays ou à sa communauté. En effet, le temps est le juge le plus impartial, et il dévoile inéluctablement les véritables intentions.

Pour anéantir une nation, ce n'est pas la peine d'aller loin, il suffit de détruire son système éducatif. Ainsi, elle partira toute seule en faillite, insidieusement. Et la drogue fait partie de l'arsenal de destruction du système éducatif, donc de la nation. Elle est une arme de destruction massive, avec en ligne de mire les adolescents.

Malheureusement, le constat est alarmant. La consommation de drogues se fait au vu et au su de tout le monde, souvent à proximité des commissariats et des bâtiments abritant les symboles de l'État. Cette situation doit impérativement cesser. Le silence à côté du mal est culpabilisant. Nous sommes tous responsables, d'une manière ou d'une autre, de ce qui arrive à notre société et à notre pays, que ce soit de façon consciente ou inconsciente.

Comment pouvons-nous tolérer que les abords des lieux symboliques, incarnant l'autorité et la légitimité de l'État, soient transformés en des « drogueries à ciel ouvert », des zones de trafic et de consommation de stupéfiants ? Si un enfant n'a plus peur de commettre des actes répréhensibles publiquement, il y a lieu de s'inquiéter pour la stabilité et l'avenir de la nation.

Nous ne devons pas être ennemis de nous-mêmes. Si nous laissons notre jeunesse se détruire par la drogue, nous compromettrons non seulement leur avenir, mais aussi celui de la société tout entière. Les jeunes d'aujourd'hui seront les vieux de demain. C'est pourquoi il est de notre devoir de poser les jalons d'une société saine, où les valeurs morales et éducatives sont préservées et promues.

Chers citoyens, chères citoyennes de mon pays et d'Afrique,

La course effrénée au gain facile et illicite a conduit nombre de jeunes à faire du trafic de drogues leur activité de prédilection, délaissant les chemins de réussite, certes plus longs, mais honorables. Parmi eux, se trouvent non seulement des jeunes en échec scolaire ou des chômeurs, mais aussi des diplômés mal formés, perdus dans un système qui ne leur a pas donné les moyens de se réaliser. Si autrefois, les rives et les endroits calmes servaient de lieux propices à l'étude, à la méditation et à la contemplation de la nature, aujourd'hui, ces mêmes lieux sont devenus des nids des drogués. Les papiers, au lieu d'être utilisés pour écrire et apprendre, servent à enrouler des drogues pour être vendues et fumées. À cela s'ajoutent les drogues injectables qui exposent les consommateurs à des maladies graves et transmissibles telles que le VIH-SIDA et l'hépatite B. Combien de jeunes ont déjà perdu la raison, sombrant dans la folie à cause de ces drogues ? Combien d'entre eux ont été arrachés à la vie, à leurs familles, à la fleur de l'âge, à cause de la drogue ? Et si rien n'est fait pour endiguer cette tendance, combien seront encore victimes dans les jours et mois à venir ?

Les drogues ne ravagent pas que les individus, elles provoquent également des drames à l'échelle collective. Combien d'accidents de la route meurtriers ont été causés par des conducteurs sous l'influence de stupéfiants ? Des vies humaines fauchées, des familles endeuillées… Le fléau est immense, et bien que certains d'entre nous aient échappé aux griffes de l'addiction, qu'en sera-t-il de nos enfants et de nos petits-enfants ? Seront-ils épargnés, ou tomberont-ils dans ce piège infernal et insidieux ?

Il est de notre devoir sacré de léguer à nos descendants un environnement sain, propice à leur épanouissement et à leur développement humain. Il est plus facile de modeler et former un être humain lorsqu'il est plus jeune. Devenu adulte, on ne pourra que le gérer avec ses tares. Cela est valable pour les arbres. Autrement dit, il est facile de redresser un tronc d'arbre quand il est jeune que quand il est ligneux. Il en est de même pour les animaux domestiques. Un chien mal dressé se comportera toujours mal et sera toujours agressif. L'être humain évolue avec la même tête et le même cerveau, de l'enfance jusqu'à la fin de sa vie. Chaque chose a un temps, donc, un délai. Une fois que le temps est passé, on ne le rattrape jamais. Quand c'est fini, c'est fini. Il vaut mieux alors intervenir à temps pour faire ce qui doit se faire. Le cerveau est si important dans la vie des êtres vivants, dont il faut absolument préserver l'intégrité. Et la drogue est une substance très salissante et dangereuse pour lui. C'est l'occasion de rappeler qu'à ce jour, il n'existe aucun médicament capable de guérir de la folie. Toutefois, il y a des calmants qui dissipent les symptômes pour un temps, avant qu'elle ne recommence. Même si un tel remède existait, qui souhaiterait être fou dans sa vie ? Personne, assurément. La folie est la pire des malédictions que l'on puisse souhaiter à un ennemi.

Cela prouve bien que l'addiction se développe souvent de manière insidieuse, à un moment de la vie où la personne n'a pas pleinement conscience des conséquences de ses actes, notamment durant l'adolescence, qui est une période d'insouciance et de vulnérabilité. C'est au cours de cette période que beaucoup s'initient à la consommation de stupéfiants, avant de sombrer dans une dépendance parfois irréversible. Voilà pourquoi il est de notre devoir, à nous, en tant qu'acteurs du système éducatif et de la lutte contre la drogue, de protéger nos jeunes contre ce fléau et de leur offrir un environnement propice au développement.

Chers élèves et étudiants d'ici et d'ailleurs,

Hier, j'étais jeune comme vous, et demain, vous serez matures comme moi. Ainsi va la vie. Nous vivons dans le même monde comme depuis toujours. Ce qui change et qui changera, c'est l'environnement, notamment l'environnement extérieur, le mode vestimentaire, les habitudes alimentaires, les moyens de déplacement et la façon de travailler et de réfléchir. Tous les êtres vivants sont assujettis à un cycle évolutif qui commence par la naissance et finit par la mort ou disparition. Au cours de ce cycle, ils subissent des mutations ou transformations morphologiques. Mais au fond, c'est la même espèce humaine disposant d'une tête et de ses accessoires (un cerveau, deux yeux, deux oreilles, deux narines, des cheveux), de deux bras, de deux pieds, d'une colonne vertébrale, d'un ventre et son contenu et de deux fesses séparées par une tranchée qu'on ne peut enjamber.

C'est pour vous dire que la jeunesse ne signifie pas la folie. Ne confondez pas le sérieux avec l'amusement. Même dans l'amusement, il y a du sérieux.

Évitez de décevoir vos parents en devenant toxicomanes. Si vous le faites, ce sera de l'ingratitude de votre part. Tout ce qu'ils cherchent, ils le font pour vous. Vous êtes plus que de l'or pour eux. Prenez vos études au sérieux, car c'est dans les études qu'il y a la liberté et la prospérité. Si vous étudiez, vous le faites d'abord pour vous-mêmes, car vous êtes les premiers bénéficiaires des fruits de votre travail. Vos parents vous accompagnent simplement dans cette démarche ; le reste dépend de vous.

Aujourd'hui, nous faisons tout pour vous, mais demain, ce sera à votre tour de tout faire pour vos enfants. La vie suit ce cycle éternel. La jeunesse ne signifie pas que vous pouvez faire tout ce que vous voulez.

Chaque chose a ses limites, même l'amusement.

Soyez des messagers auprès de vos camarades déscolarisés, en leur disant que la drogue est leur ennemie jurée ! Elle est incompatible avec le développement, car elle rend l'homme socialement inutilisable et économiquement encombrant. La drogue tue et fait tuer, parfois même des innocents ! Elle constitue une menace sérieuse pour vous, si seulement vous en étiez conscients. Elle est comparable au cancer par sa dangerosité. Il faut que vous soyez conscients de cela.

Pensez à vos pères et mères pour tout ce qu'ils endurent afin que vous puissiez étudier et devenir des hauts cadres de ce pays. Le rêve de vos parents est que vous réussissiez dans votre vie, même s'ils ne tirent aucun bénéfice de l'investissement qu'ils font pour vous soutenir dans vos études. Le sacrifice consenti est immense ; soyez-en conscients quand vous êtes debout, assis ou couchés ! Ne trahissez pas la confiance qu'ils placent en vous.

Ne vous comparez qu'aux meilleurs élèves parmi vous ; ne vous comparez pas aux médiocres, aux drogués et aux pervers, qui ont choisi le chemin de la perdition. Comparez-vous à ceux qui font preuve de sérieux tant à l'école qu'en dehors des classes.

Tant vaut la jeunesse, tant vaut la nation ! Vous êtes les élites de demain. Pour cela, comportez-vous bien et éloignez-vous des comportements addictifs et suspects, qui ne vous honorent en aucun cas. Qu'ils le disent ou pas, ceux qui ont refusé de poursuivre leurs études en devenant des drogués ou des bandits le regrettent aujourd'hui !

C'est aujourd'hui qu'il faut préparer demain ! Utilisez judicieusement votre temps, qui est aussi précieux que l'or. Le temps n'attend pas. Dès lors qu'on nait, aussitôt le compteur s'enclenche et ne s'arrêtera que quand le dernier soupir sera rendu. C'est pour dire une fois de plus que le temps est précieux et ne peut être rattrapé. Soyez-en conscients. Par conséquent, prenez vos études au sérieux pour ne pas regretter demain comme c'est le cas pour certains aujourd'hui. Vous ne comprendrez jamais la souffrance que vos parents endurent pour vous, sauf si, un jour, vous devenez des parents, à votre tour ! Que c'est difficile d'être un parent d'élève dans ce monde ultralibéral ! La vie est dure, mais sachez que seul le travail la rend facile ! N'épousez pas l'ombrage, car, il est pour vous ce que la drogue est pour le cerveau. Comptez sur vous-mêmes avant de compter sur l'autre. Fournissez assez efforts pour bien apprendre et devenir des cadres valables et respectables. Un cadre mal formé et incorporé dans l'administration publique est un danger et un poison pour sa société et pour sa nation. Surtout si le hasard fait qu'il devienne un chef de service ou un directeur, il sera un cauchemar pour ceux qui sont bien formés et qui sont sous son autorité. Je reconnais que la pyramide est renversée, consécutive aux décennies de la mal gouvernance, et que vous n'êtes pour rien dans la déchéance socioculturelle que subit notre cher pays. Vous êtes, au contraire, des victimes collatérales, comme tant d'autres couches sociales. Vous êtes les enfants de la mal gouvernance qui a engendré la culture de la médiocrité. Je suis d'accord avec ceux qui disent que la promotion de la médiocrité démotive, chose qui encourage la paresse. À quoi cela sert d'être sérieux dès lors qu'on sait d'avance que le sérieux ne paye pas, mais crée plutôt des ennuis, voire des ennemis ? Quoi qu'il en soit, acceptez de vous former pour votre propre dignité. Ne remettez pas à demain ce que vous pouvez faire aujourd'hui. On peut redoubler une classe, mais on ne reprend pas un cycle scolaire deux fois. De plus, retenez qu'on ne dit pas tout ce qu'on voit ou entend. On ne fait pas également tout ce qu'on peut faire. Hier, dans notre culture, l'enfant appartenait à la société dans laquelle il évoluait ; aujourd'hui, il appartient seulement à sa famille biologique. Peut-être que demain, il appartiendra à lui-même. De toute façon, quand vous réussissez, vous réussissez d'abord pour vous-mêmes et pour vos parents, ensuite pour votre nation. Prenez avec précaution les théories anciennes telles que celle qui stipule, je cite : « tout ce qu'on ne voit pas et qu'on ne peut toucher, n'existe pas ». Car, l'âme qui nous anime, l'esprit qui nous différencie des animaux et l'air qu'on respire, ne se voient pas ; mais, on ne peut nier leur existence. L'intelligence et l'idiotie ne se voient non plus, mais se constatent pourtant. Ceci est une évidence. Apprenez à pousser la réflexion pour mieux juger et raisonner.

Faites tout votre possible pour être utiles à la société dans laquelle vous évoluez et évoluerez en comblant un trou. Vous êtes ici ensemble aujourd'hui, mais ce n'est pas évident que vous le soyez demain. Peut-être que certains se retrouveront ensemble quelque part dans le cadre professionnel ou académique, soit ici ou ailleurs dans le continent ou en dehors du continent noir. Mais ce qui est sûr, sachez que parmi vous, beaucoup se retrouveront en Occident soit pour des raisons d'études ou politiques soit à la recherche d'un meilleur cadre de vie, surtout en cette période marquée par l'accentuation de la pauvreté. Une fois là-bas, on tamisera pour retenir les meilleurs et expulsera les rebuts dont : des cambrioleurs, violeurs et toxicomanes. On fabriquera parmi ceux qui y resteront des opposants aux régimes qu'ils ont laissés derrière eux et qui ont été à l'origine de leur migration en Occident.

Des régimes pourtant soutenus par le même Occident en dépit de leur caractère dictatorial et corrompu. Sauf que la situation géopolitique mondiale le mettra dans une position telle qu'il ne sera en mesure de soutenir efficacement les futurs opposants (marionnettes) en vue de perpétuer sa domination sur le continent noir. On appelle cela le néocolonialisme.

Vous comptez sur les autres aujourd'hui pour vivre et étudier, demain, d'autres aussi compteront sur vous pour la même cause. L'éducation n'a pas de prix. Un seul enfant mal élevé au sein de la société constitue déjà mille problèmes, imaginez les conséquences lorsqu'elle en regorge d'un nombre élevé, même à un taux de 1/10.

En somme, soyez exemplaires physiquement et virtuellement. Avant de cliquer sur le « j'aime » pour aimer quelque chose, il faut comprendre d'abord le contenu du message, de l'image ou de la vidéo, au risque d'aimer ce qu'il ne fallait pas . Il en est de même pour le partage.

Mesdames et Messieurs, chers amateurs et chères amatrices de football,

Le football est une discipline strictement règlementée et organisée. Quand vous supportez des équipes de votre choix, faites-le avec retenue et dans la discipline. Ne perdez pas de vue que l'essentiel pour vous, ce sont les études, c'est la paix, c'est la santé. Le Barça et le Real vont demeurer, mais, vous, les supporteurs inconditionnels à distance, passerez. Combien de générations de supporteurs de ces clubs sont passés avant vous ? Le temps que vous consacrez au football, aux débats stériles futiles sur le football et à l'amusement, si vous en consacrez même un dixième (1/10) aux études et à l'apprentissage de métiers, notre pays serait depuis longtemps classé au rang des pays émergents au même titre que la Chine ou l'Inde. Hélas ! Plus le temps passe, plus nous nous écartons grandement du chemin de l'émergence ou du développement durable. Lorsque votre équipe préférée gagne, manifestez brièvement et intérieurement votre joie, puis passez aux choses sérieuses. Gardez-vous de monter à bord des véhicules et sur les motos pour manifester votre euphorie. Si vous trouvez la mort dans des accidents en perdant le contrôle du volant de vos engins roulants sous l'effet de l'euphorie cumulé à celui de la drogue dure, vous seriez morts gratuitement. La mort est même mieux que la paralysie à vie par suite d'un accident provoqué par l'euphorie, surtout dans ce monde ultra stressant et déshumanisé à outrance. Évitez donc de vous doper abusivement à l'aide de drogues dures pour aller jouer au football ou regarder un match de football, au risque de terminer votre euphorie dans une civière ou un brancard, dans des cas extrêmes, dans un cimetière. Ce qui est très regrettable, c'est d'entrainer des innocents dans des accidents mortels, parfois des chefs de famille. Quand tu tues un chef de famille, tu brises la vie de nombreux enfants et de nombreuses femmes. Faites alors attention pour éviter d'endeuiller des familles inutilement. Ces richissimes stars que vous aimez et adorez aveuglement, ces riches clubs de football que vous supportez sans retenue, ne vous apporteront rien en termes de développement humain ou de prospérité, à part la joie éphémère que vous ressentez quand le filet tremble. Il faut avoir le courage de reconnaitre que l'incivisme a eu raison du civisme au sein de nos sociétés. Et la drogue y est beaucoup dans cette dépravation de nos mœurs. Force est de reconnaitre que cela n'est pas simplement une affaire de jeune, car la blancheur des cheveux ne symbolise plus forcément la sagesse.

Mesdames et Messieurs, chères Africaines et chers Africains, d'ici et d'ailleurs,

Le monde évolue à un rythme effréné, et Internet a considérablement accéléré cette transformation. Les parents éduquent physiquement leurs enfants, internet les éduque virtuellement.

Avec l'avènement de l'Intelligence Artificielle (IA), ce rythme s'intensifiera certainement dans les années à venir. Mais une question cruciale se pose : quelle sera la place de l'Afrique subsaharienne dans un monde dominé par l'IA ? Malheureusement, rares sont les dirigeants africains qui se penchent quotidiennement sur cette question pourtant stratégique pour l'avenir de nos sociétés. C'est évident que l'IA va bouleverser nos habitudes, tant sur le plan social qu'administratif. Le véritable problème en Afrique noire est que les gouvernés sont bien souvent en avance sur leurs gouvernants, de plusieurs longueurs d'onde. Le système de gouvernance développé dans la foulée avec l'avènement de la démocratie se révèle contre-productif, voire suicidaire. Le développement se fait grâce à l'intelligence humaine et dans la discipline collective. Il est comportemental et ne peut s'importer. À vrai dire, l'aide au développement, si toutefois elle est bien gérée, est un appoint au développement. Mais mal gérée, elle compromet dangereusement la souveraineté du pays bénéficiaire. Malheureusement, une bonne partie des aides au développement se dépense dans le fonctionnement, dont le coût exorbitant d'entretien des fameux experts ou consultants internationaux que le donateur impose. Tout est mis en place pour que nous soyons ce que nous sommes. L'échec du système éducatif dans les pays africains, ajouté à cela la paupérisation galopante, a conduit à l'incivisme généralisé et au basculement des jeunes dans la toxicomanie. La drogue, c'est nécessaire de le rappeler, constitue aujourd'hui une menace existentielle pour les pays d'Afrique de l'Ouest, notamment au regard des ravages qu'elle cause quotidiennement. Si le terrorisme venait à être vaincu au Sahel, le prochain grand défi serait sans nul doute la lutte contre la drogue. Mais je crains que cette lutte ne soit, à son tour, instrumentalisée à outrance afin de maintenir les peuples africains dans l'obscurité et la précarité.

Les ressources humaines de qualité, pourtant indispensables, sont rares, et celles disponibles sont souvent sous-utilisées. Nos pays, bien que riches en ressources naturelles, sont paradoxalement pauvres et lourdement endettés. Mais il est grand temps que nous grandissions pour qu'on puisse nous respecter nous aussi, au même titre que les autres races d'autres continents. Que ferions-nous si cela arrivait à se réaliser dans l'avenir ? Sur le plan économique, nos pays subsistent essentiellement grâce aux fruits de réflexion des autres peuples d'autres continents. De nombreuses nations africaines vivent sans aucun stock alimentaire de souveraineté ! Le secteur tertiaire se développe au détriment des deux autres secteurs clés du développement, à savoir : le secteur primaire et celui secondaire. Le secteur primaire, pourtant pourvoyeur d'emplois, est en lambeaux, abandonné à lui-même. Et malgré cela, nous prétendons vouloir nous développer. Mais quel développement et pour aller où ? Bref, l'Afrique noire est aujourd'hui nourrie et soignée par l'Inde, habillée et équipée par la Chine, et soutenue matériellement et spirituellement par l'Occident. Cette dépendance généralisée est inquiétante et doit nous pousser à une réflexion en profondeur sur notre avenir, à l'heure où les défis mondiaux se font de plus en plus pressants.

AUX *TIKTOKARDS* ET *FACEBOOKARDS*,

Mettez de l'eau dans vos vins et pensez à vos progénitures. La vie ne se résume pas seulement qu'au présent, il y a une autre vie après la jeunesse, qui est la vieillesse ; pour ceux ou celles qui auront longue vie. Ces vidéos et messages érotiques que vous diffusez dans les réseaux sociaux se retourneront contre vous, car, ils sont impérissables. Ils peuvent être utilisés pour abattre politiquement ou administrativement vos progénitures. Car, tel fils, tel père et telle fille, telle mère. Cette croyance est ancrée dans la tête des citoyens des sociétés foncièrement conservatrices que sont les nôtres. Les hommes passent, la société demeure. N'ignorez pas notre ancien mode de vie, car, « si nous ne savons pas d'où nous venons, nous ne saurons pas où nous irons ». Malheureusement, les filles et femmes qui exhibent leurs parties intimes ou électrifient leurs fesses en les faisant danser ou qui tiennent des propos érotiques ou qui insultent, bénéficient de plus de vues et de « j'aime » que les internautes dignes qui prodiguent de bons conseils. Dès lors qu'une personne exhibe virtuellement ses parties intimes, même si elle s'habille pour sortir, elle sera toujours vue comme telle devant toutes celles et tous ceux qui l'ont vu virtuellement nue. C'est un comportement potentiellement dangereux et suicidaire, qui s'apparente à l'ignorance. Si les créateurs de TikTok et de Facebook savaient ce qu'en ferait la majorité des utilisateurs africains, pour la plupart des francophones, ils auraient réfléchi deux fois avant de le faire. Je refuse d'admettre que Facebook et Tiktok ne sont pas faits pour les personnes sérieuses. Ceux ou celles qui commettent des bêtises sur ces réseaux sont ce que je nomme : *Tiktokards* et *Facebookards*, les échappés de l'éducation familiale, voire académique. C'est l'analphabétisme qui engendre ce genre de comportement. C'est comme pour dire que l'analphabétisme est une menace pour la sécurité publique.

Mesdames et Messieurs, chers amoureux et chères amoureuses de la lecture

Permettez-moi de conclure ce long discours par un conte que l'on pourrait aisément assimiler à une réalité bien tangible. Il est un récit qui met en lumière les dangers liés à l'addiction aux stupéfiants et à l'automédication, aussi bien chez les jeunes que dans le milieu socioprofessionnel. Il s'intitule : *Les stimulants énergétiques ou multiplicateurs de force*. Voici ce qu'il raconte :

Il était une fois un agriculteur du nom de Sambou. D'apparence robuste typique d'un tirailleur sénégalais, Sambou n'était pas l'homme qui aimait parler beaucoup. Il travaillait sans relâche pour subvenir, tant bien que mal, aux besoins vitaux de sa famille. À mesure que sa progéniture grandissait et que le nombre de bouches à nourrir augmentait, la superficie de son champ s'agrandissait elle aussi année après année. Comme la plupart des producteurs locaux de son époque, Sambou croyait que le rendement dépendait principalement de la superficie cultivée, ignorant que le choix des variétés ou le suivi rigoureux des cultures étaient des facteurs déterminants pour une bonne récolte.

En vérité, depuis des temps immémoriaux jusqu'à nos jours, les pratiques agricoles au pays de Sambou n'ont que très peu évolué, et elles sont souvent préjudiciables à l'environnement. Pourtant, à mesure que la superficie des champs augmentait, les récoltes, elles, continuaient de baisser drastiquement d'année en année. Pour Sambou et ses concitoyens, cela restait une énigme, d'autant plus que, l'agriculture était la seule activité qu'ils connaissaient. Ainsi, malgré tous ses efforts, Sambou obtenait de maigres rendements. Sa grande famille, autrefois soudée comme le veut la tradition dans nos sociétés de savane, commençait peu à peu à se fragmenter en plusieurs foyers.

Avec le temps, la pauvreté envahissait progressivement son quotidien. Face à cette réalité, Sambou prit la décision de diversifier ses sources de revenus. Il se tourna alors vers l'orpaillage artisanal, espérant ainsi améliorer sa condition de vie. Au début, il partait dans d'autres localités pendant la saison sèche, à la recherche de l'or, avant de retourner chez lui à l'approche de la saison des pluies pour s'occuper de ses champs. Mais bien qu'il se soit vite rendu compte que l'orpaillage, avec ses creusements des puits profonds, était bien plus éprouvant que le labour des champs, il décida tout de même de s'y consacrer à temps plein, persuadé qu'un jour, il mettrait la main sur un magot qui changerait sa vie de façon spectaculaire et positive.

Partout où l'or était découvert, Sambou s'y rendait dare-dare, rêvant d'acheter une moto flambant neuve ou de construire une maison en briques solides, qui sont, pour lui, des signes de réussite pour un homme. Cependant, au fil du temps, Sambou, comme beaucoup d'autres orpailleurs, sombra progressivement dans l'addiction aux drogues. Il est en effet difficile, dans les zones d'orpaillage artisanal, de dissocier la recherche de l'or du trafic et de la consommation de stupéfiants. Historiquement, les deux vont de pair.

Il en va de même pour de nombreux autres métiers où l'effort physique est intense, notamment des activités qui exigent une grande dépense d'énergie et qui font transpirer abondamment. Dans ces milieux, la consommation de drogues est souvent perçue comme un moyen d'accroissement de la productivité journalière, peu importe les conséquences que cela peut avoir. Le plus important pour eux, c'est de travailler dur, sans sentir la fatigue du travail.

Les zones minières artisanales sont littéralement inondées de substances illicites, à tel point qu'il est presque impossible de demeurer sans y faire recours pour travailler. Elles sont facilement accessibles et chaque travailleur sait où s'en procurer, même si personne ne sait vraiment les portes par lesquelles elles inondent ces zones.

Ainsi, piégé dans le cercle vicieux de l'addiction, Sambou passa rapidement de deux comprimés par jour à vingt, puis de vingt à quarante. Plus il en consommait, plus son corps en réclamait, comme si un gouffre insatiable se creusait en lui. Il atteignit un point où il était à deux doigts de battre des records de consommation de drogues, lorsque soudain, les ennuis de santé commencèrent à le rattraper.

Pour rappel, le recordman de consommation de drogues dans toute la contrée, qui n'était pas un immigrant, avait franchi la barre de cinquante comprimés par jour. Toutefois, il est important de souligner que les hommes diffèrent entre eux par leur capacité physique et mentale. La constitution physiologique varie d'un individu à l'autre et d'une espèce à l'autre. Certaines personnes peuvent faire leurs premières crises toxicologiques quand elles sont à une dose de moins de dix comprimés par jour. Cependant, il existe des records qu'on ne peut surpasser et qui demeurent anthologiques.

Devenu toxicomane et présentant déjà des signes de troubles mentaux, avec l'aide de ses collaborateurs, Sambou retourna à son village d'origine, bredouille, comme N'faly qui revient de son voyage à Kankan. Déjà fragilisé sur le plan physique, il fut d'abord diagnostiqué diabétique et hypertendu. Malheureusement pour lui, malgré son état, il ne parvenait pas à arrêter de consommer la drogue. Il savait comment s'en procurer et, tant que des hommes circulaient et que des motos roulaient d'un hameau à un autre, d'un village à un autre, Sambou s'assurait de toujours avoir sa provision de stupéfiants.

Gérant très mal les pathologies qui lui avaient été diagnostiquées, par automédication, il s'intoxiqua davantage à l'aide des produits pharmaceutiques. À cela s'ajoutait l'absorption de décoctions de toutes sortes, ce qui s'avéra fatal pour lui, car il subit un AVC (accident vasculaire cérébral) ischémique. Alors qu'il était sur le point de se remettre tant bien que mal de sa paralysie partielle, une nouvelle intoxication médicamenteuse aggrava son état de santé.

Sambou ignorait que le diabète est une maladie redoutable, qui ne tolère pas un cocktail de traitements, surtout s'il est associé à l'hypertension. Finalement, de nouveaux symptômes, indiquant un dysfonctionnement de ses reins, se manifestèrent. Devenu grabataire et ne pouvant plus se procurer de drogues ou de médicaments psychotropes, les signes de démence disparurent progressivement, tandis que ceux indiquant une insuffisance rénale aiguë persistaient. Malheureusement pour lui, il n'existait pas de centre hospitalier adéquat pour la prise en charge des patients souffrant de cette pathologie grave et incurable dans toute la région où il résidait.

Il lui fallait donc se déplacer jusqu'à la capitale, située à plusieurs centaines de kilomètres de chez lui, où se trouvait un seul centre d'hémodialyse. La première difficulté à laquelle il fut confronté était de trouver un tuteur en ville, alors qu'il n'y avait jamais mis les pieds auparavant. Après de nombreux plaidoyers, il parvint à obtenir le contact d'un parent éloigné, dont personne n'avait eu de nouvelles depuis plusieurs décennies. Ce monsieur était un homme que l'on croyait mort, noyé dans les eaux glaciales de la Méditerranée, car, depuis qu'il avait fui avec d'autres jeunes gens à l'époque de la migration massive vers l'Occident, il avait totalement disparu des radars sociaux. La famine et la pauvreté ont occasionné l'exode des bras valides du continent africain, qui partaient par vague, que l'on pouvait qualifier de déplacés de la mauvaise gouvernance.

Certaines personnes savent se cacher de tout le monde, sauf de celles qui partagent leur vision ou avec lesquelles elles ont un intérêt commun. Ce sont des personnes qui ne côtoient que d'autres individus qui perçoivent les choses de la même manière qu'elles. Certaines d'entre elles vont même jusqu'à changer de nom pour se faire appeler autrement pour éviter d'être retrouvées par leurs parents. Pour elles, le monde ne constitue pas un village planétaire, en dépit du développement des NTICs. Tel était le cas de Madou, le futur tuteur de Sambou. Accompagné de sa plus jeune épouse, il fit ses bagages et s'embarqua dare-dare, sans tergiverser un instant sur la nécessité de partir ou non.

Il n'y a rien de plus impatient qu'un malade souffrant d'une pathologie chronique, douloureuse et incurable. L'ennemi de l'homme, c'est la maladie, surtout lorsqu'elle ne laisse aucun espoir de guérison. Une longue période de vie dans la souffrance peut éroder la foi d'un homme. Toutefois, il est important de noter que les réalités de la ville et celles du village diffèrent sur de nombreux aspects. S'il existe une chose que ces deux mondes partagent, c'est bien la consommation de drogues, et, secondairement, la sexualité précoce chez les jeunes garçons et filles. Pour eux, dans l'amour, il n'y a pas de théorie, c'est la pratique, l'exploration sexuelle.

Son tuteur, un citadin bourgeois du nom de Madou mais qui se faisait appeler Mados, était un ancien aventurier. Il avait tenté de traverser la Méditerranée avant de rebrousser chemin, il y a quelques décennies. Mados avait tout vu et avait connu la vie dans la jungle de Ceuta et de Melilla. Comme la plupart des jeunes gens de son époque, pour lui aussi : Occident = bonheur. C'est ainsi qu'il a tenté sa chance pour entrer illégalement sur le territoire du vieux continent à travers une embarcation gonflable pneumatique, en dépit des risques que cela comportait. Malheureusement pour lui, comme il fallait s'y attendre, leur pirogue a chaviré en haute mer. Contrairement aux autres occupants de leur embarcation, lui il eut la vie sauve grâce au secours apporté par un chalutier qui péchait dans les environs. Sauvé de justesse de noyade dans les eaux glaciales de la méditerranée, il a alors décidé de retourner dans son pays natal grâce au concours de l'OIM (Organisation Internationale pour les Migrations). Cependant, Mados n'arrivera jamais au village. Il s'arrêta à mi-chemin et s'établit finalement en ville, dans la capitale, où il devint commerçant spécialisé dans la vente de perruques, de produits éclaircissants et de maquillage pour femmes.

En réalité, cela n'était qu'un écran pour dissimuler ses activités illicites, notamment le trafic de drogues, comme le crack, la méthamphétamine, la cocaïne, etc. Des pratiques qu'il a apprises sur le chemin de l'exil économique, notamment dans la jungle. Sinon, avant de quitter son village, il disposait d'un esprit et d'un cerveau sains et vivaces. Hélas ! Profitant de sa proximité avec les jolies filles de la cité, il pratiquait également le proxénétisme. Disposant de diverses sources de revenus, il prospérait et ses affaires marchaient à merveille. Préférant le concubinage au mariage, qu'il trouvait contraignant et encombrant, Mados était quadragénaire lorsque Sambou et sa femme arrivèrent chez lui. Il avait dû souffrir de l'embarras du choix, tant il était en contact avec de nombreuses belles jeunes femmes, avec lesquelles il entretenait des relations amoureuses.

Cependant, se remémorant les difficultés de la vie en milieu référentiel, il accueillit tout de même Sambou et sa femme avec bienveillance, leur offrant un logement dans un appartement attenant. Le temps passait, mais l'état de santé de Sambou ne montrait guère d'amélioration ; au contraire, il se détériorait, faute de suivi adéquat. Il s'était pourtant inscrit à l'unique centre de prise en charge des patients souffrant d'insuffisance rénale. Malheureusement, il y avait trop de malades pour seulement quelques machines de filtration sanguine opérationnelles. Le ratio était d'environ douze malades par machine par jour, avec une durée de deux heures par malade, alors que l'OMS (Organisation Mondiale de la Santé) recommandait quatre heures par malade. De plus, au lieu des trois séances de traitement par semaine prévues, Sambou et ses camarades patients ne recevaient que deux séances.

C'est au cours des examens préliminaires que Sambou constata un nombre impressionnant de patients souffrant de la même pathologie que lui ou des pathologies similaires, toutes incurables. Quand il regarda à gauche, du côté du service de traumatologie, il réalisa que le diabète et les accidents de la circulation causaient des ravages, avec un nombre élevé de personnes ayant perdu un pied, et pour d'autres, les deux pieds. Quand il regarda à droite, vers le service de psychiatrie, il eut l'impression que les fous sont plus nombreux que les individus normaux. Une situation qu'il trouvait extrêmement préoccupante. Ainsi, comme le malheur ne vient jamais seul, la longue période de maladie de Sambou eut des répercussions sur sa femme, Fatou, qui perdit tout espoir d'un retour à une vie conjugale normale à ses côtés.

Fatou était une jeune femme d'une beauté indéniable, mais cette beauté avait été ternie par la pauvreté et la malnutrition vécues dans leur village. Elle-même n'avait pas conscience de son attrait, alors qu'elle était réellement belle. Cependant, deux petites années de vie passées en ville suffirent à la transformer en une jeune femme séduisante, reconnue pour sa beauté. Ce furent les regards admiratifs des boutiquiers riverains, qu'elle saluait respectueusement en se rendant au marché, pratiquement tous les jours, et les tentatives de séduction du tuteur de son mari malade, qui lui firent comprendre sa propre beauté. La femme est généralement très intuitive et sait rapidement deviner les intentions masculines à son égard.

Peu à peu, sa confiance en elle se développa, et le complexe d'infériorité dont elle souffrait disparut. Elle s'habillait désormais comme une citadine née et pouvait regarder les hommes dans les yeux sans éprouver le moindre complexe. Tout comme Fatou, Sambou n'était pas lui aussi dépourvu d'attrait ; cependant, sa beauté était masquée par une apparence vieillissante, alors qu'il n'était pas si vieux que cela. Ce phénomène met en lumière le paradoxe qui existe entre les habitants des milieux urbains et ceux des milieux ruraux, car c'est l'environnement dans lequel on vit ainsi que le niveau de revenu qui crée de telles disparités morphologiques. En d'autres termes, les conditions de vie ont un impact considérable sur le développement physique, l'espérance de vie, ainsi que sur l'apparence phénotypique et vestimentaire d'un individu.

Dans cette situation de fragilité mentale et financière, Fatou, vivant aux côtés d'un homme comme Mados qui attirait toutes les jeunes femmes célibataires, n'avait guère de chance d'échapper à ses griffes. Mais, pendant longtemps, elle s'était abstenue de commettre l'adultère, restant fidèle à son mari durant leur mariage et pendant tout le temps passé entre les mains des différents guérisseurs ou tradipraticiens, souvent des féticheurs et des marabouts aux intentions douteuses. L'espoir fait vivre, tandis que le désespoir peut conduire à la mort ! Seul Dieu est capable de sauver l'être humain face à certaines épreuves de la vie.

Finalement, Satan eut raison de Fatou, qui succomba aux provocations incessantes de Mados. Elle finit par céder et devint la concubine de ce dernier, qui l'éduqua et lui enseigna de nombreuses choses, allant de la vie intime à la vie en ville, des domaines qu'elle ignorait jusqu'alors. Cependant, l'inconvénient de l'adultère réside dans le fait qu'une femme ne peut partager son amour. Lorsqu'elle aime, elle aime ; lorsqu'elle n'aime pas, elle n'aime pas. Une femme ne peut pas aimer deux hommes à la fois avec le même degré d'affection. Sambou, de son côté, commença à soupçonner que sa femme était devenue l'amante de son tuteur. De plus en plus amaigri et convaincu qu'il ne parviendrait pas à vaincre sa maladie, et face à tout ce qu'il observait autour de lui, il décida finalement de retourner au village avec sa femme.

Ainsi, s'il venait à mourir, selon la tradition, Fatou pouvait être épousée par l'un de ses jeunes frères. Bien que Fatou fût initialement réticente à cette idée, il parvint néanmoins à la convaincre de la nécessité de retourner au village. Ils y retournèrent donc ensemble. Cependant, peu de temps après leur retour, Sambou succomba à sa maladie, laissant derrière lui une Fatou endeuillée. Malgré le deuil, sans aller au terme de la période de veuvage comme recommandée par leur tradition, Fatou quitta le village pour se retourner en ville. Surtout qu'elle était tout le temps en contact avec Mados, avec qui elle passait tout son temps à chater via les réseaux sociaux. Elle n'avait plus de souci pour les frais de connexion. Tout était assuré par Mados, même étant à distance. Finalement, ils se marièrent religieusement et officiellement.

La cérémonie religieuse fut célébrée par un imam du quartier, tandis que l'enregistrement civil fut effectué par un officier d'état civil apparemment cupide, qui ne s'attarda guère sur le passé conjugal de Fatou. Mieux, il n'y avait pas d'acte de mariage entre elle et Sambou. À l'époque, dans les villages, le mariage se faisait traditionnellement sans que cela ne soit matérialisé par un quelconque acte officiel. Quoi qu'il en soit, le compteur était mis à zéro pour Fatou pour un nouveau mandat à vie, après cette disparition de Sambou à la suite d'une longue maladie.

Fatou, comme tout être humain, aspirait à avancer dans sa vie, à se libérer des contraintes du passé. Habituée au confort de la ville, elle ne souhaitait en aucun cas revivre les mêmes réalités de la vie du village. Cette opportunité de se marier avec un homme de son choix, qui, de plus, résidait en ville, était une chance qu'elle ne pouvait pas laisser filer. Il était hors de question pour elle de se remarier à un jeune frère de son défunt mari, et ce, pour plusieurs raisons. D'abord, en milieu rural, et notamment dans la savane, les femmes subissent de nombreuses contraintes tacites dans la vie conjugale. En effet, elles ne peuvent pas exprimer ouvertement leur amour sous peine de voir leur comportement mal interprété. Ensuite, lorsqu'une femme tombe enceinte, son mari prend ses distances pendant toute la durée de la grossesse, et cette séparation s'étend souvent jusqu'à la fin de la période d'allaitement, qui peut durer entre deux et trois ans. Une nouvelle grossesse survient généralement peu après le sevrage, et ainsi de suite, dans un cycle interminable. Par ailleurs, lorsque la femme atteint la ménopause, elle est considérée comme une sœur par son propre mari, tant les rapports intimes deviennent rares, voire inexistants. Cette phase de vie, marquée par l'apparition des plis sur la peau, remarquable notamment chez les femmes rurales en raison des conditions de vie extrêmement précaires, est un sujet tabou dont personne n'ose parler publiquement.

Oh ! Que c'était difficile d'être une femme dans la savane ! Fatou, ayant été à la fois témoin et victime de ces croyances ségrégationnistes basées sur le genre, pouvait-elle vraiment envisager de replonger dans ce cauchemar après avoir goûté aux plaisirs et aux libertés de la vie en ville ? Il est clair qu'elle prit la décision qui lui semblait la plus judicieuse. Surtout qu'elle était morphologiquement transformée par la vie en ville, les hommes du village n'osaient plus l'approcher, se sentant sales et pauvres pour pouvoir l'entretenir et la satisfaire convenablement. Elle avait changé de classe socialement et mentalement.

Mais, il est impératif de continuer à promouvoir l'alphabétisation en milieu rural et de réformer en profondeur le système éducatif national. C'est le seul moyen de combattre efficacement ces tabous qui maintiennent nombreuses femmes dans une position de soumission et d'invisibilité, dans une société profondément conservatrice. Ces pratiques discriminatoires basées sur le genre sont d'ailleurs l'une des raisons pour lesquelles la polygamie persiste dans les zones rurales. À cela s'ajoutent les pratiques agricoles essentiellement manuelles, exigeant un nombre élevé de main œuvre. Autrement dit, il faut avoir beaucoup d'enfants et de femmes pour être à l'abri de pénurie de la main d'œuvre pour les travaux champêtres. Alors qu'en ville, les raisons pour le choix de la polygamie sont ailleurs.

Quoi qu'il en soit, Mados et Fatou finirent par former un couple officiel, ouvrant ainsi un nouveau chapitre dans la vie conjugale de Fatou. Ainsi, Mados avait formalisé une relation qui, à l'origine, était à la fois illégale et illégitime aux yeux de la société.

Mais Fatou, consciente des enjeux, s'était préparée soigneusement avant de retourner auprès de Mados. Les parents de Sambou souhaitaient qu'elle pèse de tout son poids pour faire revenir celui-ci au village, ne serait-ce que pour un séjour de très courte durée. C'était une doléance qu'elle n'avait ni refusée ni exécutée, car elle pouvait imaginer les conséquences d'une telle démarche. En effet, ce serait une imprudence de sa part. Étant née et ayant grandi au village, elle connaissait parfaitement les réalités de ce milieu. Ah, la maladie ! Pour certaines personnes, Sambou aurait pu laisser Fatou au village et partir avec sa première femme, vieillissante et déjà renvoyée sur le banc de touche. Mais qu'il la laissât pour partir avec la première ou non, il n'était pas évident qu'elle ne soit pas attaquée par une hyène urbaine en son absence. N'oubliez pas surtout que l'adultère est un vieux métier qui s'observe au sein de chaque société humaine, mêmes les plus conservatrices pratiquant des mesures lapidaires pour le sanctionner. Ainsi, avant de revenir chez Mados pour une nouvelle aventure conjugale, et avec les conseils avisés de sa mère, elle partit chercher des bénédictions auprès du grand Senkola, le marabout qui avait prédit la naissance de Kunfèko. Celui-ci lui assura que l'avenir de sa nouvelle union avec Mados était prometteur. À en croire ce marabout respecté et respectueux, Mados serait exactement ce qu'elle souhaiterait qu'il soit envers elle, et il n'y aurait aucun sacrifice à cela. Toutefois, il lui intima de ne pas abuser de son pouvoir sur son mari, au cas où les bénédictions qu'elle recherchait seraient exaucées.

Ce mariage, il convient de le noter, fut marqué par la participation des parents de Fatou, spécialement venus du village pour y prendre part. Quant à Mados, il manœuvra habilement pour se créer de nouveaux parents in situ, remplaçant ainsi ceux biologiques, qui, il faut le préciser, étaient d'ailleurs tous décédés. Il avait quand même des oncles et des tantes en vie. Fatou, femme intelligente qu'elle fût, n'oublia jamais les conseils de Senkola. Elle respecta toujours Mados comme il se devait. En revanche, si c'était une autre femme, têtue qu'elle fût, aurait fait en sorte que tout le monde sache qu'elle était la reine, celle qui prenait toutes les décisions à la place de son mari. Mais Fatou savait pertinemment qu'une telle attitude n'était pas sans conséquence, tant pour elle-même que pour l'avenir de ses propres enfants. Dans la tradition africaine, une femme ne peut pas régner sur son mari tout en le transformant en un guignol, et que ses enfants dominent ceux issus des mères soumises à leurs maris. Cela n'était tout simplement pas possible. Comme le dit un adage de la savane, je cite : « l'antilope ne peut pas galoper et que sa progéniture rampe ».

Ainsi, dès son retour chez Mados, celui-ci l'inscrivit immédiatement dans une auto-école pour lui apprendre à conduire. Elle possédait un téléphone Android de luxe et savait le manipuler habilement, en dépit de son état d'analphabétisme, depuis bien avant son retour au village avec Sambou. Mariée très précocement, elle n'avait pas eu d'enfant avec Sambou. Jadis, au village, les filles étaient données très précocement en mariage, souvent à des gamins ou des vieillards. On racontait, dans des causeries en aparté, que Fatou souffrait d'un fibrome qui l'empêchait de procréer. Mais, à vrai dire, l'addiction de Sambou aux stupéfiants avait profondément impacté sa puissance sexuelle. Donc, le problème ne venait pas d'elle, plutôt de ce dernier. Tout le monde sait que l'amour provient du cerveau, sur lequel agit la drogue, et qui le détruit lentement, de manière irréversible. Il n'est donc pas surprenant de constater le désintéressement des toxicomanes envers les femmes, voire envers les « woubis ». Ils manifestent peu de désir à leur égard. En tant que victime de l'addiction, Sambou ressentait également moins de goût pour l'amour, car son hypothalamus avait été endommagé sous l'effet de la drogue. Malheureusement, dans les savanes, au sein d'un couple, lorsqu'il n'y a pas de bébé ou que celui-ci tarde à venir, la faute incombe automatiquement à la femme, et non à l'homme.

Heureusement, avec Mados, très vite, elle contracta une grossesse et donna naissance à une jolie fille, mettant ainsi fin aux spéculations concernant sa fertilité. Grâce à elle et sous les bons conseils de Fatou,

Mados abandonna le trafic de drogues et toute autre déviance sociale. Leur couple devint alors un modèle, une référence dans l'éducation et la sensibilisation des citoyens de Miriya contre les violences basées sur le genre et la consommation abusive de drogues. Les ONG locales ne cessaient de les inviter à des cérémonies officielles grandioses et médiatisées, où ils prenaient la parole afin de sensibiliser et d'éduquer les jeunes couples à s'éloigner de la drogue et à promouvoir la paix dans la vie conjugale.

Mados promit à Fatou que, du restant de sa vie, il ne connaîtrait plus une femme autre qu'elle. N'étant pas politicien, tout portait à croire qu'il respecterait sa promesse. La légitimité d'un homme dépend du respect de sa parole donnée, surtout si celle-ci est tenue solennellement et sans pression extérieure. Toutefois, jusqu'à sa mort, Sambou n'était pas convaincu que ses ennuis de santé provenaient de l'effet combiné de l'automédication et de la consommation abusive de drogues dures, essentiellement de produits pharmaceutiques détournés de leur cadre médical. Pour lui, ce sont les sorciers qui en étaient responsables. En Afrique noire, les sorciers ont trop de problèmes. Lorsqu'il y a malheur, c'est eux qui sont aussitôt accusés d'en être à l'origine, même s'il se trouve que les raisons sont ailleurs.

TABLE

Structures éditoriales du groupe L'Harmattan

L'Harmattan Italie
Via degli Artisti, 15
10124 Torino
harmattan.italia@gmail.com

L'Harmattan Hongrie
Kossuth l. u. 14-16.
1053 Budapest
harmattan@harmattan.hu

L'Harmattan Sénégal
10 VDN SICAP AMITIE 3
BP 45034 Dakar-Fann
direction@senharmattan.com

L'Harmattan Cameroun
Tsinga/Derrière polyclinique FECAFOOT
BP 11486 Yaoundé
Jacques.koukam@harmattan.fr

L'Harmattan Burkina Faso
Villa 281, secteur 23 623, rue 14.32
Ouagadougou
zagbie@outlook.fr

L'Harmattan Guinée
Almamya, rue KA 028 OKB Agency
BP 3470 Conakry
harmattanguinee@yahoo.fr

L'Harmattan RDC
185, avenue Nyangwe
Commune de Lingwala – Kinshasa
matangilamusadila@yahoo.fr

L'Harmattan Congo
219, avenue Nelson Mandela
BP 2874 Brazzaville
deunovmikhael@gmail.com

L'Harmattan Mali
Immeuble Mgr Jean Marie Cissé
Aci Hamadallaye
BP 145 Bamako
syllaka@yahoo.fr

L'Harmattan Togo
Djidjole – Maison Amela
face EPP BATOME
02 BP 20680 Lomé
didieramela11@gmail.com

L'Harmattan Côte d'Ivoire
Résidence Karl – Cité des Arts
Abidjan-Cocody
03 BP 1588 Abidjan
harmattan.ivoire@gmail.com

L'Harmattan Bénin
Rue 604, (Immeuble à l'entrée
de la rue UCAO- Cite de Saint-Jean)
Cotonou
stepcorpus@gmail.com

Nos librairies en France

Librairie internationale
16, rue des Écoles
75005 Paris
librairie.internationale@harmattan.fr
01 40 46 79 11
www.librairieharmattan.com

Librairie des savoirs
21, rue des Écoles
75005 Paris
librairie.sh@harmattan.fr
01 46 34 13 71
www.librairieharmattansh.com

www.ingramcontent.com/pod-product-compliance
Lightning Source LLC
LaVergne TN
LVHW051633071026
849535LV00009BA/3559